FRACTURAS DEL

EXTREMO PROXIMAL DEL HÚMERO.

Traumatología y Cirugía Ortopédica.

David Buendía López.

FRACTURAS DEL EXTREMO PROXIMAL DEL HÚMERO.

Traumatología y Cirugía Ortopédica.

Primera edición.

Murcia. España. 2 de enero de 2016.

Autor:

David Buendía López.   Doctor en Medicina y Cirugía.
                         Especialista en Cirugía Ortopédica
                         y Traumatología.

ISBN-13: 978-1523228478
ISBN-10: 1523228474

Edición:

CreateSpace Independent Publishing Platform.

BooksInPrint.com®·

A mis hijos, Pablo y David.

Índice de capítulos:

Capítulo I.

Capítulo I. Epidemiología de las fracturas del húmero proximal.

Autor: David Buendía López.   Doctor en Medicina y Cirugía.
           Especialista en Cirugía Ortopédica y Traumatología.

Las fracturas del extremo proximal del húmero suponen alrededor del 5 % de todas las fracturas, siendo las más frecuentes del húmero considerado en conjunto, aumentando su incidencia a la vez que lo hace la edad de los pacientes. Su incidencia es mayor en mujeres (1).

Dado que la mayor incidencia se produce en pacientes ancianos, existen una serie de condicionantes que favorecen a la aparición de este tipo de fracturas. Dichos condicionantes incluyen tanto una mala calidad ósea, alteraciones del equilibrio y de la visión presentes en estos pacientes, procesos médicos concomitantes y alteraciones del tono muscular que predisponen a caídas en estas edades.

La incidencia   la prevalencia de este tipo de fracturas están aumentando de forma espectacular a nivel mundial, debido, sobre todo, al envejecimiento que está sufriendo la población. Dicho aumento en la incidencia supone un importante aumento en el gasto sanitario.

En cuanto a los factores etiopatogénicos involucrados en la génesis de las fracturas del extremo proximal del húmero, dos grandes grupos deben considerarse:

1. Fracturas del extremo proximal del húmero en pacientes jóvenes.

   Habitualmente se deben considerar traumatismos de alta energía como accidentes de tráfico o deportivos en los que, de una forma independiente a la calidad ósea que presente el paciente, se produce la fractura como consecuencia de una descompensación entre la energía transmitida por el accidente y los mecanismos compensatorios normales del hueso.

   Las fracturas incluidas en este grupo suelen ir acompañadas de otras lesiones importantes tanto desde el punto de vista traumatológico como general (traumatismos craneales, torácicos o abdominales).

2. Fracturas del extremo proximal del húmero en ancianos o pacientes jóvenes con alteración de la calidad ósea.

   En estos casos, bien existe una alteración en la calidad ósea del paciente joven (déficit hormonal, alteraciones tumorales) o en pacientes ancianos (considerada la osteoporosis como una alteración de la calidad ósea); mediante la cual un traumatismo de baja intensidad supera la resistencia aportada por la estructura ósea.

Capítulo II.

Capítulo II. Recuerdo anatómico del húmero proximal.

Autor: David Buendía López.   Doctor en Medicina y Cirugía.
           Especialista en Cirugía Ortopédica y Traumatología.

La parte proximal del húmero incluye una serie de elementos anatómicos a destacar, cuyo conocimiento es fundamental desde un punto de vista biomecánico ya que nos permite obtener información muy valiosa desde un punto de vista clínico en la exploración de un paciente que ha sufrido una fractura del extremo proximal del húmero (2):

1. Superficie articular de la cabeza humeral, de aspecto esférico, inclinada en retroversión con respecto a la diáfisis humeral.

2. Tuberosidades: troquíter y troquín, donde se insertan los diferentes tendones del manguito rotador.

3. Cuello quirúrgico del húmero, que es un ensanchamiento de la metáfisis humeral justo bajo las tuberosidades.

4. Cuello anatómico del húmero, que es la superficie situada sobre las tuberosidades, entre la superficie articular y la zona de inserción de la cápsula articular en la cabeza humeral.

5. Elementos musculares: manguito de los rotadores y pectoral mayor. Debido a sus inserciones en la región proximal del húmero provoca el desplazamiento de los distintos fragmentos que aparecen como consecuencia de una fractura.

6. Elementos nerviosos, entre los que destaca el nervio axilar, como principal nervio que puede afectarse tras la aparición de una fractura.

Capítulo III.

Capítulo III. Valoración clínica de las fracturas del extremo proximal del húmero.

Autor: David Buendía López.   Doctor en Medicina y Cirugía.
Especialista en Cirugía Ortopédica y Traumatología.

El diagnóstico de las fracturas del extremo proximal del húmero se basa claramente en tres pilares:

1. En primer lugar, una adecuada historia clínica que recoja los antecedentes del paciente referentes a consumo de fármacos, estado cognitivo previo o mecanismo de acción (caída desde propia altura, traumatismo de alta energía como consecuencia de accidente de tráfico o deportivo) es fundamental a la hora de establecer una sospecha clínica.

2. La exploración clínica que muestre o no la impotencia funcional y la posible presencia de deformidades (acortamientos, desviaciones rotacionales) es también clave a la hora de establecer el diagnóstico de fractura del extremo proximal del húmero.

3. Por último y no menos importante, la realización de radiografías simples nos confirma el diagnóstico clínico de sospecha. En este sentido son necesarias radiografías posteroanteriores y axiales en la medida que el dolor y la posibilidad de movilización del paciente lo permita.

De acuerdo al mecanismo implicado en la producción de la fractura del extremo proximal del húmero se deberá tener en cuenta la posible presencia de lesiones asociadas, lo cual implicará la realización de aquellas pruebas necesarias en función de dichas lesiones (3).

La realización de pruebas de imagen distintas de la radiografía simple (dejando aparte la necesidad de otros estudios para valorar lesiones asociadas) raramente es necesario y queda reservado fundamentalmente a fracturas incompletas o no desplazadas en las que existan claras dudas en la interpretación de las radiografías simples y la sospecha diagnóstica sea alta. La tomografía axial computerizada y la resonancia magnética nuclear serían dichas pruebas a realizar.

Capítulo IV.

Capítulo IV. Clasificación de las fracturas del extremo proximal del húmero.

Autor: David Buendía López.   Doctor en Medicina y Cirugía.
             Especialista en Cirugía Ortopédica y Traumatología.

Distintas clasificaciones han sido utilizadas a lo largo de la historia, lo que da una idea de la complejidad en el diagnóstico y en el manejo de este tipo de patología. De este modo, podrían citarse tanto las clasificaciones de Watson-Jones, Dehne, Neer e incluso la clasificación llevada a cabo por la AO/ASIF (4).

Desde un punto de vista práctico, merece la pena realizar una clasificación lo más simplificada posible, que sirva además para realizar un tratamiento lo más adecuado posible de este tipo de pacientes. De este modo, la clasificación más utilizada y que presentamos a continuación es la que relaciona los trazos de fractura con los cuatro grandes porciones del húmero proximal (cabeza humeral, diáfisis, troquíter y troquín).

De este modo, de forma simplificada obtenemos:

1. Fracturas en 2 fragmentos.
2. Fracturas en 3 fragmentos.
3. Fracturas en 4 fragmentos.

Todas pueden presentar de forma asociada luxación de la cabeza humeral, distinto grado de desplazamiento entre los fragmentos y distinto grado de conminución ósea.

Capítulo V.

Capítulo V. Tratamiento conservador de las fracturas del extremo proximal del húmero.

Autor: David Buendía López.   Doctor en Medicina y Cirugía.
            Especialista en Cirugía Ortopédica y Traumatología.

En general, la mayor parte de las fracturas del húmero proximal pueden tratarse de una forma satisfactoria mediante un manejo conservador, debido a que no suelen estar suficientemente desplazadas o anguladas (5).

En este sentido, independientemente del número de fragmentos, se pueden tratar de forma conservadora aquellas fracturas no desplazadas del extremo proximal del húmero, entendiendo como no desplazamiento menos de 1 centímetro de separación entre los fragmentos y menos de 45 grados de angulación.

En cualquier caso, el resultado a obtener es una movilidad completa sin dolor, no precisando en la práctica clínica diaria de una reducción completamente anatómica desde un punto de vista radiológico para obtener dichos resultados clínicos.

Esta modalidad terapéutica incluye una inmovilización inicial en cabestrillo durante no más de 2 semanas (realizando movilización de dedos, muñeca y codo) seguido de un programa fisioterápico reglado de ejercicios de rango de movilidad.

Capítulo VI.

Capítulo VI. Tratamiento quirúrgico mediante osteosíntesis en las fracturas del extremo proximal del húmero.

Autor: David Buendía López.   Doctor en Medicina y Cirugía.
             Especialista en Cirugía Ortopédica y Traumatología.

La osteosíntesis en las fracturas del extremo proximal del húmero incluye dos modalidades, fundamentalmente:

1. Reducción abierta y osteosíntesis con placa atornillada o tornillos canulados.

2. Reducción cerrada y fijación percutánea con agujas.

3. Reducción cerrada y fijación percutánea con tornillos canulados.

A nuestro criterio, la reducción cerrada y fijación percutánea con agujas o tornillos canulados en las fracturas del extremo proximal del húmero deberían quedar reservada para aquellos casos de pacientes de edad avanzada en los que no es posible realizar un tratamiento más agresivo por su estado general o por la presencia de lesiones concomitantes. En pacientes jóvenes o activos, la reducción cerrada debería evitarse, prefiriendo una reducción abierta que permita una exploración adecuada del manguito rotador, de cara a objetivar lesiones asociadas susceptibles de ser reparadas en el mismo acto quirúrgico.

Con respecto a la reducción abierta y osteosíntesis mediante placa atornillada o tornillos canulados, estaría indicada en aquellos pacientes con fracturas en 2 y 3 fragmentos desplazados (más de 1 centímetro de separación o 45 grados de angulación entre los fragmentos) (6).

En relación a las fracturas en 4 fragmentos, su manejo continua siendo controvertido, quedando supeditado dicho manejo a la calidad ósea de los fragmentos involucrados y a la posibilidad de obtener una buena osteosíntesis en el acto quirúrgico.

Capítulo VII.

Capítulo VII. Tratamiento quirúrgico mediante artroplastia de sustitución en las fracturas del extremo proximal del húmero.

Autor: David Buendía López.   Doctor en Medicina y Cirugía.
              Especialista en Cirugía Ortopédica y Traumatología.

Con respecto al manejo quirúrgico mediante artroplastia de sustitución en las fracturas del extremo proximal del húmero, esta quedaría indicada para aquellas fracturas de 4 fragmentos en los que no es posible realizar una osteosíntesis de forma satisfactoria y para aquellas fracturas en 2 fragmentos del cuello anatómico en los que se ha producido un aplastamiento mayor del 50 % de la superficie articular humeral.

En cuanto al tipo de artroplastia a utilizar, tradicionalmente se ha aconsejado la realización de una hemiartroplastia con sustitución del extremo proximal del húmero y un adecuado reanclaje del manguito rotador (7).

No obstante, la implantación de una prótesis total invertida de hombro es una opción a valorar por dos motivos fundamentales:

1. Este tipo de fracturas suelen aparecer en pacientes de edad avanzada cuyo manguito rotador suele no estar en las mejores condiciones. Por tanto, la implantación de una hemiartroplastia no aseguraría un adecuado anclaje de dicho manguito.
2. Desde un punto de vista coste-beneficio, la implantación de entrada de una prótesis invertida obtiene mejorías con respecto a la hemiartroplastia.

Capítulo VIII.

Capítulo VIII. Secuelas de las fracturas del extremo proximal del húmero.

Autor: David Buendía López.   Doctor en Medicina y Cirugía.
Especialista en Cirugía Ortopédica y Traumatología.

Entre las secuelas posibles tras producirse una fractura del extremo proximal del húmero se pueden considerar las siguientes:

1. Rigidez del hombro. Es una de las complicaciones más frecuentes y a su aparición contribuye tanto la gravedad de la fractura, el tiempo de inmovilización o la afectación de la superficie articular.
   Un programa fisioterápico precoz y adecuado es la única forma de prevenir la aparición de este tipo de complicación, ya sea después de un tratamiento conservador o la realización de cualquier técnica quirúrgica (8).

2. Osteonecrosis. Suele ser proporcional a la gravedad de la fractura del húmero proximal y al respeto a las partes blandas en caso de intervención quirúrgica. Habitualmente aparece tras fracturas en 3 o 4 fragmentos y su manejo incluye el recambio protésico.

3. Consolidación en malposición. Suele producir dolor y alteraciones funcionales requiriendo reintervenciones quirúrgicas de cara a realizar una nueva osteosíntesis o un recambio protésico.

4. Pseudoartrosis. Habitualmente consecuencia de un tratamiento conservador o de una osteosíntesis insuficiente. La indicación de tratamiento en estos casos está fundamentada en la presencia de dolor y limitación de la movilidad del paciente. Las opciones de

tratamiento quirúrgico incluyen la realización de osteosíntesis con aporte de injerto en el foco de pseudoartrosis o el recambio protésico si la reserva ósea es insuficiente para asegurar una adecuada osteosíntesis.

5. Formación de hueso heterotópico. Limitante de la movilidad de la articulación y proporcional a la gravedad de la fractura.

Capítulo IX.

Capítulo IX. Bibliografía.

Autor: David Buendía López.   Doctor en Medicina y Cirugía.
            Especialista en Cirugía Ortopédica y Traumatología.

1. Lind T, Kroner K, Jensen J: The epidemiology of fractures of the proximal humerus. ARch Orthop Trauma Surg. 1989;108:285-87.
2. Lobo MJ, Levine WN. Fracturas del húmero proximal. Barcelona. 2006;1:1-15.
3. Rose SH, Melton LJ III, Morrey BF, Ilstrup DM, Riggs BL. Epidemiologic features of humeral fractures. Clin Orthop. 1982;168:24-30.
4. Jakob RP, Ganz R. Proximal humerus fractures. Helv Chir Acta. 1982;48:595-610.
5. Mills HJ, Horne G. Fractures of the proximal humerus. Clin Orthop. 1988;230:49-57.
6. Rees J, Hicks J, Ribbans W. Assessment and management of three- and four-part proximal humeral fractures. Clin Orthop. 1998;353:18-29.
7. Boileau P, Walch G, Krishnan SG. Tuberosity osteosynthesis and hemiarthroplasty for four part fractures of the proximal humerus. Tech Shoulder Elbow Surg. 2000;1:96-109.
8. Bertoft ES, Lundh I, Ringqvist I. Physiotherapy after fracture of the proximal end of the humerus. Scand J Rehabil Med. 1984;16:11-16.

www.ingramcontent.com/pod-product-compliance
Lightning Source LLC
Chambersburg PA
CBHW081127180526
45170CB00008B/3033